BEI GRIN MACHT SICH IHR WISSEN BEZAHLT

AF136125

- Wir veröffentlichen Ihre Hausarbeit, Bachelor- und Masterarbeit

- Ihr eigenes eBook und Buch - weltweit in allen wichtigen Shops

- Verdienen Sie an jedem Verkauf

Jetzt bei www.GRIN.com hochladen und kostenlos publizieren

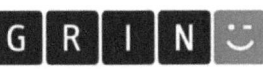

Therapiebeendigung aufgrund von Non-Adhärenz. Ethische Gründe und Folgen

Analyse anhand eines Fallbeispiels einer Patientin mit Typ-1-Diabetes

Annekathrin Kretschmer

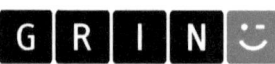

Bibliografische Information der Deutschen Nationalbibliothek:

Die Deutsche Nationalbibliothek verzeichnet diese Publikation in der Deutschen Nationalbibliografie; detaillierte bibliografische Daten sind im Internet über http://dnb.d-nb.de abrufbar.

ISBN: 9783346816870
Dieses Buch ist auch als E-Book erhältlich.

Hamburger Fern-Hochschule

Studiengang Gesundheits- und Sozialmanagement (B.A.)

Studienzentrum: Würzburg Gesundheit und Pflege

Ethische Aspekte zur Therapiebeendigung auf Grund von Non-Adhärenz

Modul: Ethik (ETK)

Herbstsemester 2021

von

Annekathrin Kretschmer

Abgabedatum: 29.01.2022

Inhaltsverzeichnis

1 Abkürzungsverzeichnis

BZ   -   Blutzucker

CGM   -   Kontinuierliches Glukosemesssystem

dRP   -   Diabetische Retinopathie

HbA1c -   Hämoglobin A1c

2 Einleitung

„Zwischen Können und Tun liegt ein Meer und auf seinem Grunde gar oft die gescheiterte Willenskraft." (Marie von Ebner-Eschenbach)

Seit den 1960er- Jahren hat die Anzahl der an Diabetes mellitus Typ 2 erkrankten Patienten um das Zehnfache zugenommen. Zusätzlich zu den Risikofaktoren wie Nikotinabusus, falsche Ernährung, fehlende körperliche Bewegung und damit einhergehend Adipositas oder vaskuläre Erkrankungen, kommt es häufig zur Nichteinhaltung der ausgearbeiteten Therapieansätze seitens des Patienten. In der Praxis zeigt sich immer wieder, dass es Patienten gibt, die sich nicht an medizinische Vorgaben ihres behandelnden Arztes halten. Medikamente werden nur unregelmäßig eingenommen oder gänzlich weggelassen. Weitere therapeutische Überlegungen seitens des Arztes werden nicht angenommen oder durchgeführt, obwohl dies lebensverlängernd und krankheitsmildernd sein kann. Das Behandlungsverhältnis wird im Alltag in aller Regel trotz fehlender Therapieadhärenz fortgeführt und nur in seltenen Fällen seitens der Behandler beendet.

Die vorliegende Hausarbeit beschäftigt sich mit der Frage, welche ethischen Aspekte für oder gegen die Therapiebeendigung auf Grund von Non-Adhärenz des Patienten sprechen und ob es aus ethischer Sicht vertretbar ist, die Therapie bei fehlender Adhärenz zu beenden.

Hinführend zur Diskussion dieser Fragestellung erfolgen zunächst die Begriffsdefinitionen, zusätzlich soll die Thematik anhand eines Fallbeispiels erläutert werden.

3 Theoretischer Hintergrund
3.1 Adhärenz vs. Non-Adhärenz

Der Definition nach beschreibt „Adhärenz" (engl. adherence = einhalten, befolgen) das Ausmaß, in welchem der Patient den ärztlichen Maßnahmen Folge leistet und sich an dessen Therapiepläne hält. (Schäfer, 2020) Dazu zählen sowohl das Verhalten eines Patienten bezüglich der Einhaltung ärztlich empfohlener medikamentöser Therapien , als auch die Durchführung nicht-medikamentöser Maßnahmen wie beispielsweise Änderung des Lebensstils, welche den vereinbarten Empfehlungen des Gesundheitsdienstleisters entsprechen. Hinzu kommt – besonders im Fall des Diabetes mellitus - die Verantwortung seitens des Patienten und des Arztes, da beide Parteien auf Augenhöhe agieren, ein passendes Therapiekonzept gemeinsam besprochen und erstellt wird. Der Erfolg einer Therapie liegt gleichermaßen in den Händen des Patienten und denen des behandelnden Arztes. Liegt der Grad der Erfüllung des Therapieplans unter 20%, spricht man von Non-Adhärenz. Diese wird nochmals in „primäre Non-Adhärenz" und „sekundäre Non-Adhärenz" unterteilt. (Schäfer, 2020) Ersteres liegt vor, wenn der Patient beispielsweise das ausgestellte Rezept nach einem Arztbesuch nicht einlöst und sich durch fehlende Medikamente oder Hilfsmittel kein Therapieerfolg einstellt. Dabei ist es nicht relevant, ob der Patient die Einlösung des Rezepts unbewusst unterlässt oder aktiv verweigert. Von sekundärer Non-Adhärenz wird gesprochen, wenn das ärztlich ausgestellte Rezept in der Apotheke eingelöst wird, der Patient sich anschließend an weniger als 20% der besprochenen Therapievorschläge hält. Zusätzlich werden drei Grundformen der Non-Adhärenz unterschieden. Von Non-Adhärenz erster Ordnung wird gesprochen, wenn die Therapie absichtlich mit sachlichen Argumenten verweigert wird. Begründet wird dies seitens des Patienten durch Ängste oder religiöse Ansichten. Den Patienten zur angemessenen Mitarbeit umzustimmen, ist kaum möglich. Die zweite Grundform der Non-Adhärenz beinhaltet die Ablehnung bestimmter Therapiekonzepte. Dabei wird nicht die gesamte Therapie verweigert. Der Patient spricht offen mit dem behandelnden Arzt über das Nichteinhalten der Therapiepunkte. Möglich ist auch, dass eine fehlende Durchführung nicht erwähnt wird. Zuletzt werden Patienten, die eigenmächtig ihre Therapie ändern, in die dritte Ordnung der Non-Adhärenz eingegliedert. Sie halten sich nicht an die Anweisungen des Therapieplans, sei es durch selbstständiges Hinzufügen einiger Medikamente oder auch durch Absetzen dieser oder Verwechselung respektive falsche Einnahme der Präparate. Dies kann sowohl bewusst als auch unbewusst geschehen. Die „Non-Adhärenz 3. Ordnung" hat den Vorteil, dass den Gründen der Non-Adhärenz des Patienten durch passende Schulungen oder durch

Steigerung der Therapiemotivation entgegengetreten werden kann. Somit kann die Therapietreue stark gesteigert werden.

3.2 Folgen von Non-Adhärenz

Sowohl der Aspekt Gesundheit des Patienten als auch die Ökonomie werden in diesem Kapitel genauer verdeutlicht. Booz & Company und die Bertelsmann Stiftung haben die Non-Adhärenz bei Patienten untersucht. Die Studie bezieht sich auf das Datenmaterial fünf chronischer Erkrankungen in Deutschland, Großbritannien und den Niederlanden: COPD, Hypertonie, Depressionen, chronische Rückenschmerzen und Gelenkrheumatismus. Allein in Deutschland liegen die vermeidbaren jährlichen Kosten zwischen 38 und 75 Milliarden Euro, was als durchaus volkswirtschaftlich relevant anzusehen ist und im Folgenden erläutert werden soll. Durch die Non-Adhärenz des Patienten ist dieser auf Grund seiner Erkrankung und dem fehlenden Engagement zur Therapieadhärenz oft arbeitsunfähig. Die entstehenden Kosten der Ausfallzeiten trägt der Arbeitgeber. Dieser hat damit einhergehend auch die Produktionsausfälle und Ausfälle der Bruttowertschöpfung zu tragen. Ein weiterer Grund für die ökonomischen Schäden sind die Folgeerkrankungen des non-adhärenten Patienten, wegen denen er eher aus dem Berufsleben scheidet. Er zahlt weniger in die Sozialversicherungen ein, bezieht im Gegensatz dazu länger Rente und beansprucht die Krankenversicherung zusätzlich durch häufige Arztbesuche. (Behner, Klink, Visser, Böcken, & Etgeton, 2012) Medizinisches Personal und Ärzte haben einen höheren Zeitaufwand mit non-adhärenten Patienten. Dieser Zusatzaufwand beansprucht die Kosten dauerhaft und treibt sie längerfristig in die Höhe.

Die Folgen der gesundheitlichen Schäden des Patienten sind ebenfalls von Bedeutung. Beleuchtet man das Beispiel Diabetes mellitus genauer, zeigt sich Folgendes: Ein über einen längeren Zeitraum schlecht eingestellter Diabetes führt häufig zu sogenannten diabetes-assoziierten Folgeerkrankungen. Kleine Gefäße und Nerven werden irreparabel beschädigt. Das zeigt sich vor allem an Füßen (Neuropathie), Augen (Retinopathie) oder Nieren (Nephropathie) des Patienten. In der Folge kann ein diabetisches Fußsyndrom einhergehend mit möglichen Amputationen, eine Verschlechterung des Sehvermögens mit Risiko der Erblindung oder ein terminales Nierenversagen mit Dialysepflicht entstehen. Auch kardiovaskuläre Erkrankungen wie Myokardinfarkte oder Schlaganfälle mit Todesfolge sind nicht selten. (Schmidt, Reitzle, Papprott, Bätzing, & Holstiege, 2021) Es ist also offensichtlich, dass eine Non-Adhärenz seitens des Patienten durchaus schwerwiegende Folgen in der Wirtschaft und der Patientengesundheit nach sich ziehen kann.

4 Fallbeispiel

4.1 Krankengeschichte

Skizziert wird nun die Krankengeschichte einer 26-jährigen Patientin im Zeitraum vom 01.01.2016 bis zur Therapiebeendigung am 07.05.2020.

In frühester Kindheit erkrankte die Patientin einem Typ-1-Diabetes. „Der Typ-1-Diabetes ist gekennzeichnet durch eine progrediente Zerstörung der insulinproduzierenden Beta-Zellen in den Langerhans'schen Inseln des Pankreas." (Haak, Gölz, Fritsche, Füchtenbusch, & Siehmund, 2018). Bei der Patientin sind u.a. die folgenden Nebendiagnosen dokumentiert: Es besteht eine diabetische Retinopathie sowie Nephropathie, im Weiteren eine Akzeptanzstörung (ICD10-Code: F54 G.), die im Zusammenhang mit der Non-Adhärenz der Patientin von Bedeutung sind. Die genannten Erkrankungen sind Folgen eines dauerhaft zu schlecht eingestelltem Blutzuckerspiegel. Mehrfache Klinikaufenthalte und Schulungen brachten nicht den erwünschten Erfolg einer besseren Einstellung. Frau Leiden wurde im oben genannten Zeitraum mehrfach wegen zu hoher Blutzuckerwerte und Nebenerscheinungen, wie Ketoazidosen arbeitsunfähig geschrieben. Die Darstellung verdeutlicht, dass ihre HbA1c-Werte im Zeitraum von Januar 2016 bis Mai 2020 meist weit über dem allgemein gültigen Zielbereich von < 7,5% liegen. In dem Fall der Patientin löst dies regelmäßige Ketoazidosen aus. Einzig während der Schwangerschaft der Patientin von März bis November 2017 befinden sich die Werte im Zielbereich. Im Mai 2021 wurde das Behandlungsverhältnis und damit die Therapie in der bisherigen Praxis seitens der Patientin beendet.

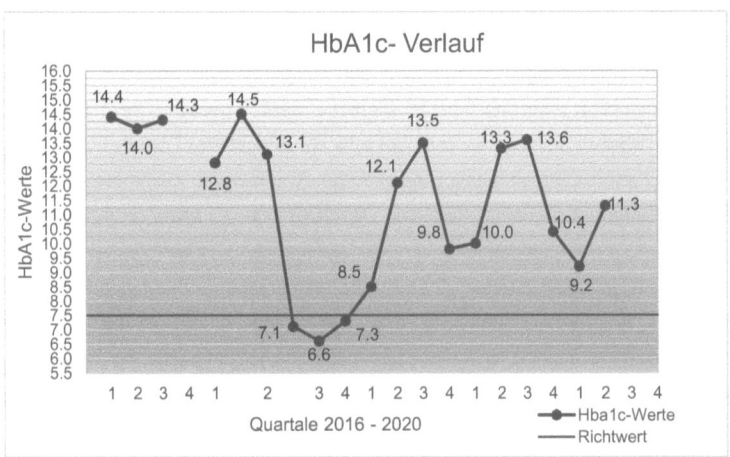

Abb. 1: Eigene Darstellung

4.2 gescheiterte Therapieansätze

In der Vergangenheit wurden unterschiedliche Therapiekonzepte angewandt, um eine möglichst stabile Blutzuckereinstellung gemeinsam mit der Patientin zu erarbeiten. Anfangs wurden quartalsweise Routinekontrollen vereinbart. Diese wurde dann mit engmaschigeren Terminen aufgestockt, nachdem sich die HbA1c-Werte nicht signifikant verbessert haben. Zu dieser Zeit misst Frau Leiden die Blutzuckerwerte mehrfach am Tag blutig. Im Januar 2017 wird ihr ein CGM verordnet, was einen Therapievorteil darstellt, da blutige Blutzuckermessungen entfallen. Mit der Schwangerschaft im März 2017 stellt sich im Hinblick auf die bestmögliche Entwicklung des Fetus die Notwendigkeit einer besseren Stoffwechsellage. (Haak, Gölz, Fritsche, Füchtenbusch, & Siehmund, 2018) Viele Termine wurden telefonisch abgehalten, um die Flexibilität der Patientin zu gewährleisten. Zusätzlich wurde von der Krankenkasse auf Grund der Schwangerschaft ein weiteres CGM und eine Insulinpumpe genehmigt, um die Therapieziele zu erreichen. Dies vereinfacht die Therapie für die Patientin und ermöglicht dem medizinischen Personal die Echtblutzuckerwerte einzusehen, um mit der Bertoffenen zu agieren. Auf diesem Weg konnte gemeinsam mit der Patientin eine Optimierung der Diabeteseinstellung erreicht werden, der HbA1c lag während der Schwangerschaft durchgehend bei < 7,5% und das Kind kam gesund und regelrecht entwickelt zur Welt. Anschließend gab es erneut einen Einbruch der Therapie. Die Blutzuckerwerte wurden wieder schlechter, was auch die Darstellung verdeutlicht (s.o.). Durch fehlende Messungen seitens der Patientin lehnte die Krankenkasse eine weitere Pumpeninanspruchnahme ab. Stattdessen wurde eine Implantation eines weiteren CGM genehmigt. Dieses ermöglicht ebenfalls die Übermittlung Echtzeitblutzuckerwerte. Weitere Telefonate während der Therapie haben als Sprechstundenersatz stattgefunden. Ebenfalls wurde sie seitens der behandelnden Praxis zwischen ihren Sprechstundenterminen angerufen. Dies wurde vor allem durchgeführt, wenn die Blutzuckerwerte wieder zu hoch waren, um mögliches Unverständnis und Fragen zu klären. Meist wurde dies aber von der Patientin abgelehnt. Durch die fehlende Adhärenz seitens der Patientin, wurde der Sensor explantiert. Im Oktober 2019 wurde erstmals eine schwere diabetische Retinopathie diagnostiziert, einhergehend mit deutlicher Beeinträchtigung des Sehvermögens und Notwendigkeit einer Lasertherapie. Ebenfalls wurde eine Nephropathie mit erhöhter Eiweißausscheidung im Urin bedingt durch dauerhaft überhöhte Blutzuckerwerte nachgewiesen. In weiteren Gesprächen wurden die diabetologischen Folgeerkrankungen seitens der behandelnden Ärztin als Anlass gesehen, nochmals auf die Dringlichkeit der besseren Einstellung einzugehen. Ebenso wurde ihr der Kontakt zu einem Psychologen angeraten, um den Diabetes als solchen akzeptieren zu lernen.

4.3 Mögliche Ursachen für Non-Adhärenz

Die WHO teilt die Minderung der Adhärenz in fünf verschiedene Faktoren ein:

- Sozial-Ökonomischer Faktor
- Patientenbezogener Faktor
- Therapiebezogener Faktor
- Krankheitsbezogener Faktor
- Gesundheitssystem als Faktor (Sabaté, 2003)

Diese werden folgend am oben genannten Fallbeispiel beschrieben. Die Patientin ist volljährig und hat keine geistigen Einschränkungen. Deshalb ist anzunehmen, dass sie ihr Leben mit ihrer Krankheit selbstständig organisiert, allerdings beklagt sie fehlende soziale Unterstützung. Während der ärztlichen Gespräche erwähnte sie mehrfach privaten Stress, welcher tendenziell steigt. Aus diesem Grund ist davon auszugehen, dass der sozial-ökonomische Faktor bei fehlender Adhärenz eine Rolle spielt. In den Diagnosen sind ebenfalls Probleme mit Bezug auf Schwierigkeiten bei der Lebensbewältigung zu finden, was diese These belegt. Ein weiterer Faktor ist therapiebezogen. Auf Grund der fehlenden Messwerte und der fehlenden Insulingaben scheint es, dass der Therapieplan zu komplex ist und die Patientin Schwierigkeiten in der Umsetzung hat. Durch Schulungen und mehreren Krankenhausaufenthalten in einer Spezialklinik, sowie regelmäßigen Kontrollen in der behandelnden Praxis, in der eine Überprüfung der Therapie mit der Patientin zeigte, dass eine korrekte Ausführung möglich ist, kann dieser Faktor ausgeschlossen werden. Ein weiterer Faktor, der die Adhärenz mindern kann, stellt Fragen nach körperlichen Beeinträchtigungen, wie beispielsweise Fingerfertigkeiten oder Sehvermögen. Die Patientin ist jung, weshalb davon auszugehen ist, dass der patientenbezogene Faktor keinen nennenswerten Einfluss auf die Non-Adhärenz hat. Dies kann sich zukünftig in Hinblick auf ihre beginnende Retinopathie ändern, denn wie in Kapitel 3.1 beschrieben, kann die dRP zur Blindheit führen. Auch der krankheitsbezogene Faktor kann nur bedingt beachtet werden. Die Patientin hat keine diagnostizierte psychische Erkrankung, allerdings ein starkes Akzeptanzproblem. Termine bei einem Psychologen kann die fehlende Adhärenz verbessern, was sich anschließend positiv auf ihre Therapie auswirkt. Der letzte Faktor bezieht sich auf das Gesundheitssystem. Es besteht die Möglichkeit, dass die Patientin das Gefühl hat, der Ärztin oder dem Praxispersonal nicht vertrauen zu können. Möglich ist auch, dass ihr die Therapiekonzepte nicht zusagen und sie dies aus Angst und mangelndem

Vertrauen nicht anspricht. Dafür spricht, dass sie sich einen anderen weiterbehandelnden Arzt gesucht hat.

4.4 Prognose bei Non-Adhärenz

Bei einer unzureichenden Stoffwechsellage treten die ersten Folgeschäden nach bereits fünf bis zehn Jahre auf. (Schäffler, Schaenzler, & Kempinski, 2019) Wenn die Patientin sich nicht aktiv mit ihrem Diabetes auseinandersetzt und es ihr nicht gelingt, eine bessere Stoffwechsellage zu erreichen, muss mit einem Progress der bestehenden Folgeerkrankungen respektive dem Entstehen zusätzlicher Folgeerkrankungen und damit einhergehend reduzierter Lebenserwartung gerechnet werden. Die schon vorhandene diabetische Retinopathie wird durch Ablagerung der glykierten Makromoleküle voranschreiten und zur Erblindung führen. Ebenfalls werden sich diese Makromoleküle in allen Blutgefäßen des Körpers ablagern, sodass auch die Gefahr von Herz-Kreislauf-Erkrankungen rapide ansteigt. Die kleinsten Blutgefäße sind verstopft, sodass auch Nerven nicht mehr ausreichend versorgt werden, weshalb die Funktion beeinträchtigt wird und eine diabetische Neuropathie entsteht. Dies hat ebenfalls weitreichende Folgen. Dazu kommen bei fehlender Adhärenz viele weitere gesundheitliche Folgen, wie beispielsweise Leistungsabfall, Sexualstörungen und ein erhöhtes Demenzrisiko. Im schlimmsten Fall tritt eine schwere Stoffwechselentgleisung mit Todesfolge ein. (Schmidt, et al., 2021, S.21)

5 Beendigung des Behandlungsverhältnisses – ethische Aspekte

In den vorhergehenden Kapiteln wurde das Thema der Non-Adhärenz beleuchtet. Ethische Aspekte wurden dabei außer Acht gelassen. Die folgenden zwei Unterkapitel widmen sich nun den ethischen Aspekten der Beendigung der Therapie durch Non-Adhärenz seitens des Patienten.

5.1 Pro Argumente

Aus ökonomischer Sicht ist es sinnvoll, das Behandlungsverhältnis zu beenden, wenn die Non-Adhärenz eines Patienten über längeren Zeitraum besteht, da der Zeit-Nutzen-Aufwand zu groß ist. Wenn der Patient seinen Termin nicht wahrnimmt, ist davon auszugehen, dass der behandelnde Arzt einen Verdienstausfall zu verzeichnen hat. Weitere ökonomische Punkte wurden bereits in Kapitel 2.1 diskutiert. Ein weiterer Punkt sind die Wartezeiten anderer Patienten. Diese müssen mitunter sehr lange in Arztpraxen auf Termine warten. Adhärenten oder schwer kranken Patienten werden die Chancen genommen, zeitnah einen Termin wahr zu nehmen. Wenn bei non-Adhärenz die Therapie beendet wird, haben andere Patienten eine kürzere Wartezeit bis zu ihrem Termin. Auch das Arzt-Patienten-Verhältnis leidet unter der Nichteinhaltung der Therapie. Ärzte und medizinisches Fachpersonal kommen an ihre Grenzen, wenn alle möglichen Therapieansätze ausgeschlagen oder nicht eingehalten werden. Der Arzt leistet das bestmögliche, um die Beschwerden der Patienten zu verbessern, während die Hilfe nicht angenommen wird. Nicht außer Acht zu lassen ist die Tatsache, dass ein Therapieabbruch seitens des Arztes ebenfalls rechtlich erlaubt ist. Kann der Arzt begründend darlegen, dass das Arzt-Patienten-Verhältnis nachhaltig gestört ist, so ist es ihm erlaubt, jederzeit die Therapie abzubrechen

5.2 Contra Argumente

Wie schon im Fallbeispiel erläutert, sind die Folgen von Erkrankungen bei Non-Adhärenz ein wichtiges Argument, die Therapie in jedem Fall aufrecht zu erhalten. Eine Beendigung der Therapie seitens der Ärzte führt zu einer weiteren Verschlechterung des Gesundheitszustandes bis hin zur erhöhten Sterblichkeit. (Schmidt, Reitzle, Paprott, Bätzing & Holstiege, 2021, S. 21) Beendet ein Arzt die Therapie auf Grund fehlender Adhärenz widerspricht er gegen den zweiten Absatz des Hippokratischen Eid. In diesem steht geschrieben: „Die Verordnungen werde ich treffen zum Nutzen der Kranken nach meinem Vermögen und Urteil, mich davon fernhalten, Verordnungen zu treffen zu verderblichem Schaden und Unrecht." (W. H. S. Jones, 2022) Davon ausgehend, dass Patienten auf Grund weiterer Erkrankungen, des Alters, der Religion oder einer Sprachbarriere eine Non-Adhärenz ausleben und nicht, weil sie sich bewusst dafür entscheiden, ist ein weiteres Argument die Gleichheit vor dem Gesetz. Im Grundgesetz Artikel 3 Abs. 3 steht geschrieben: „Niemand darf wegen […] seiner Sprache, […] seines Glaubens, seiner religiösen oder politischen Anschauung benachteilig […] werden. Niemand darf wegen seiner Behinderung benachteiligt werden." (dtv Verlagsgesellschaft mbH & Co. KG, 2020) Das Gesetz ist in der Medizin nicht verpflichtend, trotz allem ist der Grundsatz ein Argument, welches auch in der Medizin an oberster Stelle steht. Im Grundgesetz steht ebenfalls geschrieben, dass jeder Mensch ein Recht auf Entfaltung der Persönlichkeit und Freiheit der eigenen Person hat. (dtv Verlagsgesellschaft mbH & Co. KG, 2020) In der Medizin leitet sich daraus der Grundsatz ab, dass der Patient das Recht hat, Behandlungen abzulehnen. In der Medizin wird von dem „Recht auf Krankheit" gesprochen. Dies darf erfolgen, wenn der Patient adäquat über eine fehlende Behandlung und deren Folgen aufgeklärt wird und dessen zustimmt.

5.3 Abwägung der Argumente

Das Patientenwohl steht an erster Stelle. Wenn ein non-adhärenter Patient in der Praxis erscheint, liegt es in den Händen der Mediziner und des Personals, ihr Bestmögliches zu tun, um die Gesundheit des Patienten zu erhalten oder zu verbessern, obwohl dauerhaft fehlende Adhärenz zu einem gestörten Vertrauensverhältnis führen kann.

Die Gesundheit der non-adhärenten Patienten und damit einhergehende Spätfolgen ergeben folgende ethische Fragestellung: Dürfen adhärente Patienten den non-Adhärenten bei langen terminlichen Wartezeiten vorgezogen werden, um die Terminwartezeit derer zu verkürzen, die etwas an ihrer Gesundheit ändern und Folgeschäden vermeiden möchten? Diese Frage wird an dieser Stelle nicht beantwortet, lädt allerdings zum Diskutieren ein und kann anderweitig genauer geprüft werden.

Auf den Hippokratischen Eid bezugnehmend lässt sich mit dem Pro-Argument gegenargumentieren, dass ein Arzt seinem Patienten freistellt, die Therapie wieder aufzunehmen, wenn dieser seine Gesundheit verbessern möchte. Eine Voraussetzung dabei ist die Prüfung seitens des Arztes, ob der Patient sich in einer lebensbedrohlichen Situation befindet.

6 Fazit

Rufen wir uns abschließend nochmal das Thema ins Gedächtnis: „Ethische Aspekte zur Therapiebeendigung auf Grund von Non-Adhärenz". Ist es aus ethischer Sicht vertretbar, die Therapie bei fehlender Adhärenz zu beenden?

Die Beantwortung der Fragestellung ist nicht zweifelsfrei möglich. Es liegt abschließend im eigenen Ermessen des behandelnden Arztes, ob und wie die Therapie mit einem non-adhärenten Patienten fortgeführt wird. Wie im Kapitel 4 näher erläutert, gibt es einige Pro-, aber auch wichtige Contra-Argumente zur Beendigung einer Therapie.

Um abschließend auf das Zitat von Marie von Ebner-Eschenbach zurückzukommen: Das Heraustreten aus der persönlichen Komfortzonen birgt viele Veränderungen und Arbeit. Dies ist in allen Lebensbereichen der Fall. Häufig zeigen non-adhärente Patienten während der Sprechstunde Einsicht, verlassen hochmotiviert die Praxis und wollen etwas verändern. Doch mit dem Alltag holen sie die Routinen immer wieder ein. So passiert es, dass alte Gewohnheiten der Patienten siegen und alles beim Alten bleibt.

7 Anlagen

CGM

Ist die kontinuierliche Glukosemessung (engl. continous glucose monitoring), bei der der Gewebezucker in sehr engen Zeitabständen durch einen im Unterhautfettgewebe liegendem Sensor gemessen und an einen Empfänger weitergeleitet wird.

HbA1c

Der HbA1c-Wert zeigt den durchschnittlichen Blutzuckergehalt der letzten neunzig Tage im Blut. Die Zuckermoleküle setzen sich am Hämoglobin (HbA) fest.

Ketoazidose

Eine Ketoazidose ist eine Übersäuerung des Blutes durch die vermehrte Bildung von sauren Ketonkörpern. Unbehandelt kann dies zum Tod führen.

Nephropathie

Sie ist der medizinische Fachausdruck der Erkrankung der Niere. Diese entsteht durch Ablagerungen in den Blutgefäßen. Durch diese Ablagerungen werden die kleinen Blutgefäße in den Nieren beschädigt und die Filterfunktion ist nicht mehr gegeben. Stoffwechsel-Abfallprodukte können nicht mehr ausreichend ausgeschieden werden.

Neuropathie

Sie ist eine Bezeichnung der Erkrankung aller peripherer Nerven. Die geschädigten Blutgefäße können die Nerven nicht mit genügend Sauerstoff versorgen und ausreichend durchbluten. Das hat zur Folge, dass die Sensibilität der Nerven nicht mehr gegeben ist und Verletzungen nicht gleich bemerkt werden.

Retinopathie

Die Blutgefäße in den Augen sind beschädigt, Blutzuckermoleküle lagern sich in den Gefäßwänden ab. Dadurch wird die Netzhaut geschädigt, wodurch sich das Sehvermögen bis zur Erblindung verschlechtern kann.

Auszug aus der KARTEIKARTE - anonymisiert

Zeitraum: 01.01.2016 bis 03.01.2022

Datum	Art	Eintrag
14.01.2016	auf	Mittlerer BZ-Wert: 427 mg/dl
	d	gesichert Diabetes mellitus Typ 1 mit Entgleisung
	lab	BZ-K2: HHH, zu hoch – nicht messbar
	keto	0,4
	lab	HBA1C:133.9, HbA1c:14.4
02.02.2016	auf	Mittlerer BZ-Wert: 338 mg/dl
	keto	0,5
	lab	BZ-K2: HHH, zu hoch -nicht messbar
18.02.2016	auf	Mittlerer BZ-Wert: 318 mg/dl
	lab	BZ-K2:397,
	au	AU vom 18.02.2016 bis zum 18.02.2016
	Text	E10.01 G Diabetes mellitus Typ 1 mit Entgleisung
25.02.2016	lab	BZ-K2: HHH, zu hoch -nicht messbar
	keto	0,1
04.03.2016	auf	Mittlerer BZ-Wert: 375 mg/dl
	keto	0,1
	lab	BZ-K2:268, HbA1c:14,0,
	au	AU vom 16.04.2016 bis zum 24.04.2016
	Text	E10.01 G Diabetes mellitus Typ 1 mit Entgleisung
19.04.2016	Text	E10.01 G Diabetes mellitus Typ 1 mit Entgleisung
	au	AU Folgebescheinigung bis zum 30.04.2016
16.09.2016	fremd	HbA1c:14,3
	lab	HbA1c:12.8
24.01.2017	lab	BZ-K2:122, HbA1c:>14.0, nicht messbar
10.04.2017	auf	Mittlerer BZ-Wert: 310 mg/dl
	gyn	Anfang 5 Woche, Frau Dr. Hobert. Rössner Teilzeit. Kein Nikotin, kein Alkohol. Ab 21.04. zurück ausm Urlaub.
	au	AU vom 10.04.2017 bis zum 24.04.2017
	Text	R73.0 G Diabetes-entgleist, E10.90 G Diabetes mellitus Typ 1 beim Erwachsenen
	d	gesichert Schwangerschaftsdauer von 5 bis 13 vollendeten Wochen
	kh	Krankenhauseinweisung an: Diabetes Klinik GmbH & Co. KG
	DiagT	(R73.0 G) Diabetes-entgleist, (O09.1 G) Schwangerschaftsdauer von

Kretschmer, Annekathrin

	xt	5 bis 13 vollendeten Wochen
	lab	HbA1c:13.1
	lab	BZ-K2:92,
24.04.2017	auf	Mittlerer BZ-Wert: 117 mg/dl
	ber	Anpassung der BR. Über TSH-Kontrolle gesprochen. Über Katheterwechsel und Verordnung Pumpenbedarf gesprochen. Einweisung der Insulinpumpe über eine Frau Lorenz in Bad M. Merkblatt CGM Kalibration ausgegeben. Mit Partner Wechsel des CGM's durchgeführt. Über geeignete Stellen zum Setzen gesprochen. Einstellungen Alarme nach Spektrum. Über Auslesesoftware gesprochen, Clarity erklärt. Fiasp für Spitzen als Musterpen mitgegeben. Hat für Notfälle noch Lantus.
	RR	RR 110/80
02.05.2017	lab	BZ-K2:126,
15.05.2017	lab	BZ-K2:69 1 Trinkpäckchen + 1 Corny =113,
01.06.2017	tel	wegen BZ
	tel	wegen BZ
04.06.2017	tel	wegen BZ und Probleme mit Transmitter und Sensorausfall
07.06.2017	RR	RR 120/80
15.06.2017	BMI	BMI: 26,7 Größe: 173,0 cm Gewicht: 80,0 kg Bauchumfang: 96,0 cm
	lab	BZ-K2:137, HbA1c:7.1,
27.06.2017	lab	BZ-K2:75 (vor Messung einen Saft getrunken),
26.07.2017	lab	BZ-K2:126, HbA1c:6.6,
09.10.2017	lab	BZ-K2:183, HbA1c:7.3,
02.11.2017	lab	BZ-K2:140,
	n	Töchterchen Sophia geb. 30.11.2017, 09:05 Uhr, 4495g, 53cm
26.01.2018	auf	Mittlerer BZ-Wert: 226 mg/dl, Diabetespass: dabei, Befunde: keine dabei
22.02.2018	lab	BZ-K2:148,
	lab	HbA1c:8.5%
19.04.2018	lab	BZ-K2:362, HbA1c:12.1,
29.05.2018	auf	Mittlerer BZ-Wert: 223 mg/dl,
02.07.2018	info	möchte den Hba1c nicht gesagt bekommen, das geht auf ihre Psyche

	lab	BZ-K2:396, 356, HbA1c:13.5,
04.07.2018	tel	19:10 Uhr mit Patientin
11.07.2018	lab	BZ-K2:356,
12.07.2018	lab	BZ-K2: HHH, KETON:3.6,
16.07.2018	lab	BZ-K2: HHH, KETON:2.3,
	lab	BZ-K2:418, KETON:3.6
19.07.2018	lab	BZ-K2:339, HbA1c:9.7, KETON:0,1,
22.10.2018	lab	BZ-K2:299, HbA1c:9.8,
14.11.2018	tel	19:22 Uhr: BZ 350mg/dl Keton auf 3,6 gesunken - 9 IE per Pen
24.11.2018	tel	21:11 Uhr: BZ 310, Keton 1,2, hat Suppe gegessen 2 BE - 3 IE dafür mit Pen gespritzt
	lab	BZ-K2:212, HbA1c: 10.0
18.04.2019	lab	BZ-K2:196, HbA1c:13.3,
19.06.2019	lab	BZ-K2:109 (1TZ), HbA1c:13.6,
03.09.2019	dg	gesichert Probleme mit Bezug auf Schwierigkeiten bei der Lebensbewältigung
	lab	HbA1c:9.4,
09.09.2019	Vis	Subjektives Befinden/Beschwerden: Anfang Oktober aufgewacht mit Verschwommensehen rechts, Glaskörperblutung, stationär Uni Augenklinik, Lasertherapie begonnen, bislang 2x, noch 2 weitere Termine geplant, geht nach Lohr am Main; perspektivisch links auch Laser geplant; nach wie vor große Akzeptanzprobleme nächste Lasertermine: 6.11., 26.11.; 30.11. Geburtstag der Tochter
	lab	HbA1c:10.4
30.09.2019	Vis	Subjektives Befinden/Beschwerden: Kommt zum Termin 2h zu spät!!! Sehen sei besser, noch 1 Lasertermin ausstehend Glucose/Labor: Eversense: MW 234, TIR 19,5%, kein Muster erkennbar Procedere: weiterhin schlechte Einstellung, ergreift sst. keine Maßnahmen, jetzt akut BR um 20% erhöht, soll bei hohen Werten 1,5fache Korrektur spritzen; eindringlich auf Notwendigkeit einer besseren Einstellung hingewiesen, dass ansonsten Folgeerkrankungen progredient sein werden, nur wenig einsichtig, wirkt infantil und findet für alles eine Ausrede bzw. einen Grund, warum es nicht funktioniert
	lab	BZ-K2:204,
03.10.2019	au	AU vom 03.10.2019 bis zum 13.10.2019

	Text	E10.91 G DM Typ-1 ohne Komplikationen, entgleist
	kh	Krankenhauseinweisung an: Diabetes Klinik GmbH & Co. KG
07.01.2020	lab	BZ-K2:154, HbA1c:9.2,
09.01.2020	Vis	Subjektives Befinden/Beschwerden: Befinden nicht so gut, in MGH gute Werte, Therapie funktioniert, zu Hause im Alltag mit div. Belastungen anhaltende Entgleisungen Glucose/Labor: diese Woche anhaltend hoch, teilweise 3fache Korrektur ohne Effekt, gestern dann nach Telefonat BRT gemacht mit normaler BR; über Nacht stabil gelaufen Procedere: Therapie funktioniert grundsätzlich, auch zu Hause scheint BR zu passen, wenn Ruhe gehalten wird; Problem sind die häuslichen Umstände, die so eine bessere Einstellung unmöglich machen; ausführlich darüber gesprochen, soll sich dahingehend Veränderungen überlegen; Maßnahmen durch uns: KE-Schulung, um zumindest die korrekte Bolusabgabe sicherzustellen; Teilnahme an Workshop angeboten; Eversense: keine Neuverordnung, Expl. terminiert, danach Libre-Versorgung
10.02.2020	d	gesichert Psychologische Faktoren/Akzeptanzprobleme bei Diabetes mellitus
	d	gesichert Probleme mit Bezug auf Schwierigkeiten bei der Lebensbewältigung
	dd	gesichert Diabetes mellitus Typ 1 mit Retinopathie
	dd	gesichert Glaskörper-Blutung
	Vis	Subjektives Befinden/Beschwerden: an Ostern Probleme mit Auge rechts, Hornhautentzündung, war an Uni und in Lohr (Zweitmeinung, sollte in Uni stationär bleiben, was sie nicht wollte), deswegen Lasertermine verschoben; zu Hause weiter viel Stress, wird eher schlimmer, Glucose/Labor: unzureichende Datenlage, teilweise nur 1Scan/d, MW > 300; A1c 11% Procedere: erneutes langes Gespräch über unzureichende Einstellung, Folgeerkrankungen und drohende Erblindung, Fachpsychologe Dr. Scheff angeboten, Karte mitgegeben, soll sich bei ihm melden; unsererseits umfangreiche Hilfe angeboten, engmaschige Termine etc., wenn sie es will, soll sich melden; mit jedoch aktueller Therapieadhärenz keine Anpassung sinnvoll
	lab	BZ-K2:95, HbA1c:11.3,
10.03.2020	dmp	DMP Typ 1 -DMP beendet, wegen Diabetologenwechsel!!

Literaturverzeichnis

Behner, P., Klink, A., Visser, S., Böcken, J., & Etgeton, S. (2012). *Effekte einer gesteigerten Therapietreue: Bessere Gesundheit und höhere Arbeitsproduktivität durch nachhaltige Änderungen des Patientenverhaltens.* Gütersloh: booz&co. | BertelsmannStiftung.

dtv Verlagsgesellschaft mbH & Co. KG. (2020). *Grundgesetz.* München: Beck.

Haak, T., Gölz, S., Fritsche, A., Füchtenbusch, M., & Siehmund, T. (2018). *S3-Leitlinie Therapie des Typ-1-Diabetes.* Deutsche Diabetes Gesellschaft.

Sabaté, E. (2003). *Adherence to long-term therapies : evidence for action.* Schweiz: World Health Organization.

Schäfer, C. (2020). *Patientencompliance Erfolgreiches Adhärenz-Management im Versorgungsalltag.* Wiesbaden: SpringerGabler.

Schäffler, A., Schaenzler, N., & Kempinski, S. (17. 10 2019). Diabetes Spätschäden. *Gesundheit heute.*

Schmidt, C., Reitzle, L., Papprott, R., Bätzing, J., & Holstiege, J. (16. 06 2021). Diabetes mellitus und Begleiterkrankungen – Querschnittstudie mit Kontrollgruppe anhand vertragsärztlicher Abrechnungsdaten. *Journal of Health Monitoring*, S. 17.

W. H. S. Jones, E. (27. 01 2022). Von Hippocrates, Jusjurandum: http://www.perseus.tufts.edu/hopper/text?doc=Perseus%3Atext%3A1999. 01.0249%3Atext%3DJusj.%3Asection%3D1 abgerufen

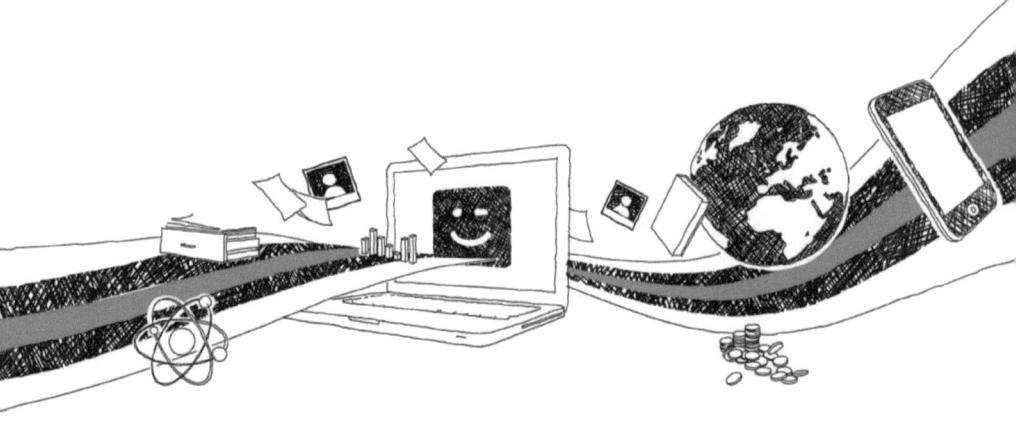
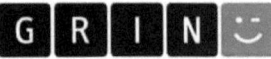